CONGRÈS INTERNATIONAL D'HYGIÈNE & DE DÉMOGRAPHIE

DE 1889

LA

MYOPIE & L'ÉCOLE EN FRANCE

PAR

M. le Docteur MOTAIS

PARIS

PUBLICATIONS DES *ANNALES ÉCONOMIQUES*

G. RONGIER & Cie ÉDITEURS

PLACE DE L'ÉCOLE DE MÉDECINE

4, rue Antoine-Dubois, 4

1889

LA MYOPIE & L'ÉCOLE EN FRANCE

Par M. le docteur MOTAIS.

Lorsque des recherches faites à l'étranger, principalement par Cohn de Breslau, attirèrent l'attention sur le *danger myopique*, un certain nombre de médecins, d'hygiénistes, d'oculistes français déclarèrent que la race allemande était particulièrement apte au développement de la myopie, et qu'en France nous n'avions pas à nous préoccuper sérieusement de la myopie scolaire.

Le développement de la myopie dans les écoles et collèges est-il réellement une question de races?

On ne pouvait répondre à cette objection que par des recherches étendues et répétées comme celles de nos confrères étrangers. Or, nous ne connaissons pas en France de statistiques de ce genre. C'est pourquoi, depuis huit ans, nous poursuivons nos recherches dans tous les établissements d'instruction secondaire et primaire de la région. Au point de vue de cette question de races, nous étions d'autant mieux placé que la population du centre-ouest de la France ne peut être soupçonnée d'aucune affinité *physique* avec la race allemande.

Nous apportons aujourd'hui les résultats généraux de nos recherches groupés dans plusieurs tableaux.

INSTRUCTION SECONDAIRE

Nombre des élèves examinés : 3.200

CLASSES	MYOPES Proportion %	MOYENNE du degré de la Myopie	CLASSES	MYOPES Proportion %	MOYENNE du degré de la Myopie
9me	0.3	0°5	3me	18.0	1°
8me	0.8	0°5	Seconde	23.0	2°
7me	3.0	0°75	Rhétorique	27.0	2°5
6me	4.5	0°75	Philosophie	34.5	3°5
5me	7.0	0°75	Mathématiques spéciales	37.8	4°25
4me	11.0	1°			

ÉCOLES PRIMAIRES DES VILLES

Nombre des élèves examinés.......	2.057
	myopes, proportion %
1re classe (petits) de 6 à 8 ans......	0,2
2e classe (moyens) de 8 à 11 ans	3
3e classe (grands) de 11 à 13 ou 14 ans.	7

ÉCOLES PRIMAIRES DE LA CAMPAGNE

Nombre des élèves examinés......	1.423
	myopes, proportion %
1re classe......................	0
2e classe......................	2
3e classe......................	3

La proportion des myopes est donc moins élevée dans les écoles de la campagne. Toutefois, la différence n'est pas très frappante, la proportion maximum des myopes (écoles des villes) n'étant que de 7 %.

Mais il sera très intéressant de comparer la proportion des hypermétropes et des emmétropes (1).

ÉCOLES DES VILLES

Hypermétropes..................	17 %
Emmétropes....................	52 %

ÉCOLES DES CAMPAGNES

Hypermétropes	68 %
Emmétropes...................	11 %

ANALYSE DE CETTE STATISTIQUE. D'après les chiffres qui précèdent, la myopie est à peu près aussi élevée en France qu'en Allemagne dans les écoles primaires, moins élevée dans les collèges.

En effet, Cohn, l'hygiéniste allemand le plus autorisé en pareille matière, donne comme proportion 58 % dans la classe la plus élevée des gymnases, tandis que nous n'arrivons qu'à 34,5 %.

---

(1) Dans cette statistique, nous négligeons à dessein les autres vices de réfraction (astigmatisme) et lésions oculaires; nous y reviendrons dans un autre travail.

Mais cette proportion générale de 34,5 % a présenté de singulières variations suivant les collèges. Dans certains collèges, nous avons trouvé jusqu'à 80 % de myopes en philosophie ; dans d'autres établissements 20 % seulement.

Ces variations s'expliquent par des conditions particulières sur lesquelles nous reviendrons.

Nous concluons toutefois de nos recherches *en ce qui concerne la question de races :*

1° Que la myopie scolaire en France est d'un tiers environ inférieure à la myopie scolaire en Allemagne.

2° Qu'en France, la myopie acquiert néanmoins une proportion telle qu'elle constitue, dès maintenant, un danger sérieux, danger plus redoutable encore pour l'avenir.

Quant à l'existence de la myopie *scolaire*, c'est-à-dire de la myopie développée sous l'influence de la scolarité, si elle n'était pas démontrée depuis longtemps, il suffirait de jeter un coup d'œil sur les tableaux et la courbe ci-dessus pour en être convaincu.

Il n'est pas douteux que l'œil, subissant une loi commune à tous les êtres organisés, s'adapte nécessairement au genre de fonctions qu'il exerce le plus souvent.

A l'état normal, les yeux de tous les animaux sauvages (1) sont organisés spécialement pour voir de loin ; ils sont *hypermétropes*.

Les peuplades humaines vivant à l'état sauvage sont hypermétropes.

Nos paysans présentent la même réfraction.

Dans les écoles primaires de la campagne nous trouvons encore 68 % d'hypermétropes.

Dans les écoles primaires des villes, l'hypermétropie s'abaisse à 17 % pour faire place à l'*emmétropie* (œil organisé pour voir également de loin et de près, 52 %).

Ici, l'influence héréditaire est manifeste. Les parents, vivant dans les villes, privés de vaste horizons, livrés, pour la plupart, à des travaux qui exigent une fixation de près, transmettent à leurs enfants une tendance à la myopie, dont l'emmétropie n'est, en réalité, que le premier degré.

---

(1) Nous avons examiné les yeux des animaux des ménageries Bidel, Pezon, etc. Nous avons trouvé chez tous une hypermétropie de 6 à sept dioptries. Les animaux domestiques sont également hypermétropes, en général de 4 à 5 dioptries.

Dans les collèges où la fixation rapprochée s'exerce presque nécessairement pendant les années où l'œil, comme les autres organes, est le plus malléable, l'organe visuel s'adapte peu à peu au genre d'occupation qu'on lui impose ; il prend la forme qui convient exclusivement à la vision de près et devient myope (35 à 40 %).

Cette évolution n'est pas fatale. Deux facteurs principaux la modifient dans un sens ou dans l'autre.

1° Hérédité. — Dans un travail que nous avons communiqué récemment à l'Académie de médecine sur l'*hérédité dans la myopie* (11 juin 1889), nous avons démontré que l'hérédité intervient dans le développement de la myopie pour 65 %.

Nous ne voudrons pas affirmer que les 35 % qui restent fussent des myopies acquises de toutes pièces. Si, dans ces derniers cas, nous n'avons pas noté la myopie chez les parents, nous avons souvent noté l'emmétropie et nous venons de dire que, à notre avis, l'emmétropie n'est qu'une tendance à la myopie.

2° Conditions hygiéniques. — L'hygiène intervient ici d'une manière prépondérante, soit en aggravant les conséquences des travaux scolaires et en donnant une nouvelle impulsion aux tendances héréditaires lorsquelle est défavorable, soit, au contraire, en apportant une entrave partielle ou complète au développement de la myopie lorsqu'elle est sagement entendue.

La question de l'hygiène de la vue dans les écoles est fort complexe. On peut toutefois la résumer dans cette formule :

Toute condition qui forcera l'élève à se rapprocher les yeux de son travail, favorisera l'adaptation à la vue de près, c'est-à-dire à la myopie et inversement.

Or, l'élève sera forcé de se rapprocher de son travail, par suite de :

1° *Mobilier défectueux.* — Si le banc est éloigné de la table, ou si celle-ci n'est pas proportionnée à la hauteur du banc, si les tables sont uniformes pour toutes les tailles.

2° *Attitude vicieuse.* — Le coude gauche fortement avancé sur la table, le tronc et la tête penchés obliquement en avant suivant les prescriptions scolaires pour l'*écriture penchée*, ou mauvaise attitude prise par l'élève lui-même, sans raison, et non corrigée par le maître.

3° *Caractères d'imprimerie mauvais*, soit par défaut de dimension en tous sens, ou dans le sens horizontal, soit par usure, Papier trop mince ou grisâtre.

4° *Éclairage*. — L'insuffisance de l'éclairage est la principale cause du développement de la myopie scolaire. Malheureusement, tous les établissements d'instruction construits avant ces quinze dernières années, l'ont été sans le moindre souci des exigences de l'hygiène oculaire. L'éclairage *diurne* est donc presque toujours insuffisant.

L'éclairage *nocturne* est encore plus pauvre.

Nous nous contenterons d'énumérer brièvement (1) les réformes proposées par des hommes éminents, tels que MM. Trélat, Gariel et surtout M. Javal à qui l'hygiène de la vue doit la plus grande part des conquêtes qu'elle a pu faire en France, et nous insisterons seulement sur quelques points qui nous paraissent moins connus ou dignes d'intérêt.

1° *Mobilier*. — Tables à deux places présentant les dispositions suivantes :

A. — Banc sur la même ligne verticale que le bord de la table.

B. — Hauteur proportionnée du banc et de la table.

C. — Types de tables et bancs différents, suivant la taille des élèves (au moins trois types.)

2° *Attitude*. — Écriture droite, sur papier droit, corps droit.

3° *Impression des livres*. — Caractères neufs, développés principalement en largeur (la lisibilité des caractères dépendant surtout des traits horizontaux), papier jaunâtre, longueur des lignes ne dépassant pas huit centimètres. — Tous ces préceptes sont dus à M. Javal.

4° *Éclairage diurne*. — Eclairage bilatéral ou unilatéral, *pourvu que le point de la classe le moins favorisé, soit encore très bien éclairé* (Javal). En pratique, le plus souvent l'éclairage bilatéral s'imposera.

5° *Éclairage nocturne*. — *Au moins* une lampe pour six élèves. Becs de gaz avec cheminée pour entraîner les produits de combustion, placés à 50 centimètres au moins au-dessus de la tête des élèves. La lumière électrique serait préférable à tous les points de vue.

Il est facile de réaliser toutes ces conditions dans un établissement qu'on doit construire et dont on établit les plans à volonté. Mais, pendant de longues années encore, de nombreuses séries d'élèves passeront par les vieux bâtiments si défectueux que nous connaissons tous. Leur installation hygiénique est vraiment scandaleuse et, nous

---

(1) Toutes ces réformes seront exposées complètement, à un point de vue exclusivement pratique, dans un travail de vulgarisation que nous publierons prochainement sur l'hygiène et la vue dans les écoles et collèges.

devons l'avouer, rien, presque rien, n'est fait pour l'améliorer. Cela tient à deux causes :

1° On n'a songé jusqu'ici qu'à des formules, des prescriptions pour des établissements modèles sans s'occuper de la besogne, moins brillante, il est vrai, de l'amélioration des vieux locaux. Il en résulte que les directeurs n'ont même pas l'idée de ces améliorations qui ne leur ont jamais été indiquées.

2° A toute proposition de ce genre, on répond — de la part de l'État, comme des départements et des communes. — Nous n'avons pas d'argent. Attendons! nous ferons plus tard des bâtiments neufs. En attendant, la myopie se développe.

Nous croyons rendre un service important en donnant aux directeurs, instituteurs, etc., des indications aussi précises que possible *sur les réformes pratiques et non dispendieuses*, nécessaires dans la plupart des vieux établissements d'instruction.

RÉFORMES PRATIQUES ET NON DISPENDIEUSES DANS LES VIEUX ÉTABLISSEMENTS D'INSTRUCTION : *Mobilier*. — Supprimer les tables murales. Lorsque les tables ne sont pas tournées de façon à ce que le jour principal vienne de gauche, leur donner cette orientation.

Séparer les longues tables en tables de deux à quatre places par un trait de scie.

Lorsque le banc est éloigné de la table par une barre fixe, scier cette barre et ne lui laisser que la longueur voulue pour que le banc se trouve sur la ligne verticale de la table.

Si la hauteur de la table n'est pas proportionnée à celle du banc, retrancher une partie des pieds de l'un ou de l'autre ou ajouter des tasseaux, suivant le cas. Si les pieds des élèves restent suspendus par suite de la trop grande hauteur du banc, diminuer celle-ci par le même procédé.

Si les modèles de hauteur de table et de banc ne sont pas assez variés, quelques traits de scie suffiront pour créer les différents types indispensables.

Pour toutes ces réformes d'une importance extrême, huit jours de menuisier et *une somme insignifiante* suffiront largement.

Eclairage diurne. — Suppression des vitres dépolies qui ne sont pas indispensables. Nous en avons rencontré plus d'une fois, sur une façade entière, alors que la cause qui les avait motivées n'existait plus depuis trente ou quarante ans.

Remplacer les portes pleines par des portes vitrées.

Remplacer les stores qui ne fonctionnent plus et obstruent la partie supérieure de la fenêtre. Diminuer la hauteur des linteaux, diminuer la largeur des barres de bois encadrant les vitres, principalement en haut.

Lorsqu'une salle est éclairée d'un seul côté, rapprocher toutes les tables de ce côté et laisser le passage sur le fond non éclairé. Nous avons fait pratiquer cette réforme dans un grand nombre d'écoles.

Abattre ou émonder les arbres qui couvrent les fenêtres.

Éclairage nocturne. — Multiplier les lampes. Si cela n'est pas possible, grouper au moins les élèves de telle sorte qu'ils profitent, autant que faire se peut, de l'éclairage, au lieu de les laisser disséminés, ou tournant le dos aux lampes.

Toutes ces mesures semblent d'une telle simplicité qu'on ne le lit pas sans surprise.

Cependant elles n'ont pas été indiquées et ne sont mises en pratique nulle part.

INTERRUPTIONS FRÉQUENTES DES HEURES D'ÉTUDE ET DE CLASSE. — On a dit un peu partout : La continuité du travail est une des causes de myopie. Cette assertion, émise théoriquement, n'a pas reçu à notre connaissance de preuve directe.

Nous pouvons en apporter la démonstration frappante par les deux faits suivants :

A l'École des arts et métiers d'Angers, les conditions les plus défavorables à l'hygiène de la vue sont réunies. Le mobilier est très défectueux. L'éclairage artificiel est par trop insuffisant et l'éclairage diurne est tel qu'à neuf heures du matin, dans les jours sombres, le gaz est encore allumé. Cet état de choses persiste malgré les efforts d'un directeur intelligent et actif, M. Jacquemet, malgré un rapport que nous avons déposé en 1882 et qui dort, avec d'autres, dans les cartons du ministère.

Dans ces conditions essentiellement propres au développement de la myopie, la myopie augmente à peine (2 %) dans les trois ans de séjour à l'école. Nous ne trouvons d'autre explication à ce fait étrange, au premier abord, que l'interruption fréquente des heures d'études et de classes par des récréations ou des travaux manuels qui n'exigent qu'une faible tension oculaire.

Au Prytanée militaire de la Flèche, le mobilier et l'éclairage sont aussi défectueux. Les fenêtres percées dans des murs de plusieurs mètres d'épaisseur ne laissent pénétrer la lumière que par des sortes de tubes assez étroits. Les études y sont très sérieuses et la moyenne du travail intellectuel est au moins aussi élevée que dans les collèges et lycées ordinaires. En outre, les élèves qui se livrent particulièrement aux mathématiques (candidats à Saint-Cyr et à l'École polytechnique) y sont nombreux et nous avons toujours remarqué la fréquence de la myopie chez les mathématiciens.

Cependant, dans aucun établissement d'instruction secondaire, nous n'avons trouvé la myopie des classes élevées moins nombreuse (27 °/₀).

Il est vrai qu'au Prytanée, *la durée maximum de toute étude ou classe est de 1 heure 1/4*, que la gymnastique, sous toutes les formes, jeux, exercices, équitation, etc., est mise en pratique dans toutes les récréations.

Mon très distingué confrère, le D\u02b3 Beauchef, médecin en chef du Prytanée depuis vingt-cinq ans, m'affirmait que des jeunes gens entrés pour la plupart avec des tares héréditaires et du lymphatisme, sortaient de l'établissement avec une santé robuste, sans préjudice d'une instruction au moins égale à celle des autres lycées.

Il y a là un argument de fait dont la *ligue pour la propagation des exercices physiques dans les collèges pourrait tirer parti.* Quant à nous, nous réclamons, en nous appuyant sur les deux exemples précédents, la division des heures d'études et de classes dans l'intérêt de l'hygiène de la vue.

Inspection ophtalmologique des écoles et collèges. — Tous les oculistes qui se sont occupés de la question de la myopie scolaire demandent que des examens ophtalmologiques soient pratiqués au moins une fois par an, dans les établissements d'instruction.

Nous nous joignons à eux d'autant plus volontiers que dans les nombreux examens que nous avons faits à *titre officieux*, nous avons pu constater l'extrême utilité de cette mesure. M. Bardon, préfet de Maine-et-Loire, nous a fait l'honneur de nous confier (1888) l'inspection ophtalmologique des écoles primaires du département. Nous le remercions d'avoir pris cette initiative dans l'intérêt de l'hygiène publique, et nous souhaitons que son exemple soit suivi dans toute la France, non seulement pour les écoles primaires mais encore et surtout pour les établissements d'instruction secondaire et supérieure.

Les avantages des inspections ophtalmologiques sont les suivants :

Réformes proposées par l'inspecteur et rapports qui, à force d'être répétés, seraient probablement écoutés, tôt ou tard.

Étude attentive de la marche de la myopie et déductions soit pratiques, soit théoriques, soit générales, soit particulières à l'établissement.

Constatation précoce, chez de nombreux élèves, de tendance à la myopie ou d'autres vices de réfraction dont il n'a pas été question dans ce mémoire. Dans la plupart des cas, les parents ne se décident à consulter l'oculiste que lorsque les accidents sont déjà d'une certaine gravité. Il serait d'un très haut intérêt pour les élèves de déterminer de bonne heure ces défauts oculaires et d'y porter remède, le plus souvent, par des verres *méthodiquement* et *scientifiquement* choisis.

En outre, les élèves recevraient des conseils souvent utiles pour le choix d'une carrière adaptée à leur organisation visuelle, et ne se verraient pas obligés plus tard de renoncer à leur profession et de briser leur carrière, comme il arrive trop souvent, par des lésions oculaires constatées devenues irrémédiables. A notre avis, l'inspection ophtalmologique des écoles et collèges s'impose donc dans l'intérêt général comme dans l'intérêt particulier des élèves.

Nous terminerons ce travail par une remarque :

Au point de vue scientifique, l'hygiène scolaire de la vue est aujourd'hui fixée ; ses lois sont bien déterminées.

Au point de vue pratique, il reste énormément à faire. Quelques établissements récemment construits et merveilleusement installés ont pu donner le change ; mais en réalité, à Paris même, si nous nous en rapportons à plusieurs de nos confrères les plus autorisés et, dans tous les cas, nous pouvons l'affirmer par nous-même, en province, un grand nombre de municipalités, d'architectes, de directeurs de collèges, d'inspecteurs, d'instituteurs sont à peine au courant de cette question. Il en résulte une incroyable apathie et la persistance indéfinie du *statu quo* et de la routine.

Nous désirons que cette question si importante soit enfin connue comme elle le mérite ; que les familles elles-mêmes s'en émeuvent dans l'intérêt de leurs enfants et que, sous la pression de l'opinion publique, des mesures générales soient enfin prises pour défendre celui de nos organes qui nous rend le plus de services.

Imprimerie Edmond Monnoyer.

74